LA CURE RADICALE

DE LA

HERNIE INGUINALE

PROCÉDÉ LUCAS CHAMPIONNIÈRE

SES RÉSULTATS ÉLOIGNÉS

PAR

Le Dr Emmanuel ANTHOINOZ

———◆———

LYON

A. REY & Cie, IMPRIMEURS-ÉDITEURS DE L'UNIVERSITÉ

4, RUE GENTIL, 4

—

1903

LA CURE RADICALE

DE LA

HERNIE INGUINALE

PROCÉDÉ LUCAS CHAMPIONNIÈRE

SES RÉSULTATS ÉLOIGNÉS

LA CURE RADICALE

DE LA

HERNIE INGUINALE

PROCÉDÉ LUCAS CHAMPIONNIÈRE

SES RÉSULTATS ÉLOIGNÉS

PAR

Le Dr Emmanuel ANTHOINOZ

LYON

A. REY & Cie, IMPRIMEURS-ÉDITEURS DE L'UNIVERSITÉ

4, RUE GENTIL, 4

1903

A la Mémoire

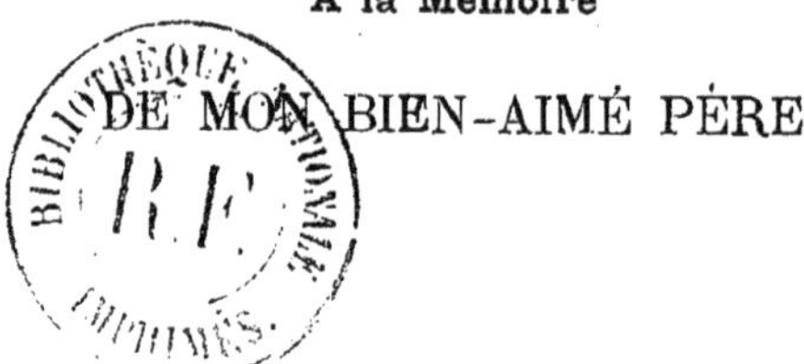

DE MON BIEN-AIMÉ PÈRE

A MA MÈRE

A MES FRÈRES, A MES SŒURS

Au moment de terminer nos études médicales, il nous
est doux d'exprimer notre reconnaissance à nos parents,
à nos maîtres et à nos amis.

Que notre mère, dont le dévouement et la tendresse
ont soutenu et encouragé nos efforts, trouve dans notre
respectueuse et reconnaissante affection un adoucisse-
ment aux douleurs si récemment éprouvées. Nous ne
saurions trop la remercier de la sollicitude avec laquelle
elle nous a toujours suivi.

La mort nous a ravi un père bien-aimé au moment où
nous aurions pu lui prouver tout notre amour filial. Nous
vivions dans son souvenir, nous appliquant à le suivre
dans le chemin qu'il nous a tracé, nous rappelant sans
cesse les exemples d'honneur et de loyauté qu'il nous a
laissés.

M. le professeur agrégé Vallas, chirurgien de l'Hôtel-
-Dieu, nous a inspiré le sujet de ce travail. Il ne nous a
jamais ménagé ses conseils. Nous le remercions de l'affa-
bilité avec laquelle il nous a toujours reçu. .

Nous exprimons toute notre reconnaissance à M. le
professeur Pollosson, chirurgien de l'Hôtel-Dieu, de
l'honneur qu'il nous fait d'accepter la présidence de notre
thèse.

Nous assurons de notre vive gratitude M. le professeur
agrégé Pic, médecin des Hôpitaux, auprès duquel nous

avons rempli pendant un an les fonctions de préparateur à la Faculté de médecine. Il fut toujours pour nous un maître bienveillant et aimable. M. le professeur Weill, médecin des Hôpitaux, M. le professeur Jaboulay, chirurgien des Hôpitaux, M. le Dr Chappet, médecin des Hôpitaux.

Nous gardons un excellent souvenir de l'Asile de Bron, où nous avons passé des moments si agréables. M. le Dr Rousset, médecin-chef de l'Asile, nous a toujours donné les marques d'une aimable attention ; nous lui exprimons toute notre reconnaissance. MM. les Drs Alombert-Goget et Papillon, médecins-adjoints, ont été plutôt pour nous des amis que nous ne saurons oublier.

M. le Dr A. Dénarié, de Thonon-les-Bains, fut pour nous un maître aimable et dévoué. Nous nous rappelerons toujours l'affection dont il nous a si souvent donné les preuves dans les heures douloureuses. Qu'il soit assuré de notre entier dévouement.

Nous tenons à remercier les amis qu'il nous a été donné de rencontrer dans le cours de nos études, avec lesquels nous avons vécu les bonnes comme les vilaines heures ; nous les quittons à regret.

E. A.

LA CURE RADICALE

DE LA

HERNIE INGUINALE

PROCÉDÉ LUCAS CHAMPIONNIÈRE

SES RÉSULTATS ÉLOIGNÉS

INTRODUCTION

L'histoire de la cure radicale de la hernie, telle que la conçoit la chirurgie moderne, ne remonte pas très haut.

Lorque M. Segond eut pour sujet de thèse de concours (1883) *La cure radicale de la hernie,* il ne trouva dans la chirurgie française que cinq cas : quatre premières observations, toutes heureuses, de M. Lucas Championnière, et un cas de mort appartenant à Gillette (1883).

Au début, la cure de la hernie prônée par M. Lucas Championnière rencontra bien des obstacles et bien des ennemis. L'opération de la hernie était une opération à laquelle on recourait lorsqu'il n'y avait plus aucune chance à espérer d'un taxis long et pénible. On opérait le malade lorsqu'il n'avait plus qu'à mourir. M. Lucas Championnière eut à lutter beaucoup pour vulgariser cette opération. Un des membres de la Société de chirurgie s'écriait même qu'en présence de l'empressement qu'il mettait à ouvrir les hernies, on devait le faire passer en Cour d'assises.

Et pourtant, les hernieux sont nombreux, beaucoup de statistiques ont été établies et donnent, les plus sévères 1 hernieux sur 13 individus, les plus modérées 1 sur 50. Il était juste qu'on s'inquiétât un peu de leur malheureux sort. Le hernieux est en effet condamné à une vie dont tout effort violent doit être banni, il n'a pas le droit de tousser à son aise. Il a continuellement devant lui le spectacle des accidents graves qui le guettent. Il est toujours assujetti au port désagréable et incommodant du bandage.

Pour la première fois au Congrès d'Amsterdam, en 1879, M. Lucas Championnière défendait la cure radicale en citant les cas de hernie étranglée pour lesquels il avait fait avec succès l'extirpation du sac.

En 1881, il opère une hernie sans étranglement.

En 1885, au premier Congrès français de chirurgie, il communique ses observations de cure radicale.

En août 1887, la *Semaine médicale* contient une leçon clinique sur ce sujet.

En août 1888, au troisième Congrès de chirurgie, M. Lucas Championnière donne une série de 81 cas et affirme l'inutilité du bandage.

En décembre 1888, Etude sur la cure radicale, avec une série de 120 opérations (*Journal de médecine et de chirurgie pratiques*).

En 1891, il fait des communications à la Société de chirurgie sur la cure radicale de la hernie inguinale de la femme, sans étranglement.

A l'Académie (1891), sur 255 cas de cure radicale de hernie sans étranglement.

Au Congrès de Marseille (1891), sur la cure radicale de la hernie chez la femme.

En 1892, M. Lucas Championnière, dans son *Traité des cures radicales de hernie,* donne une série des 275 cas qu'il a opérés depuis le 16 juin 1881 jusqu'au 26 février 1892. Dans ces 275 cas qui sont des hernies de toutes variétés, on trouve que les hernies inguinales y sont au nombre de 229.

M. Lucas Championnière a revu 101 de ces opérés après l'opération (29 de quatre à six mois après et 72 après plus de six mois), avec 14 récidives. Sur ces 101 opérés revus, 88 avaient été opérés pour une hernie inguinale et 9 présentaient des récidives.

Nombreux sont les procédés préconisés pour obtenir la cure radicale de la hernie inguinale, mais deux seulement méritent d'attirer l'attention du chirurgien : le procédé de Lucas Championnière et celui de Bassini.

Nous lisons, dans l'*Indépendance médicale,* du 4 septembre 1901, une clinique de M. le professeur agrégé Faure, chirurgien de l'hôpital de la Charité, sur les cures radicales de hernie par les procédés de Lucas Championnière et de Bassini. Il se demande quel est le meilleur des deux procédés. « En théorie, dit-il, c'est le procédé de Bassini, qui pemet la reconstitution du plan superficiel et profond du canal inguinal ; mais, en pratique, je ne crois pas qu'il en soit ainsi. La guérison d'une hernie tient plutôt au bloc de cicatrisation ou d'adhérences qu'au plan de suture, je crois que les plans de Bassini se confondent au moment de la cicatrisation et je pense que l'adhérence à l'arcade crurale, celle-ci étant lisse, n'est pas aussi solide qu'on pourrait le croire. Je ne sais pas, en somme, si le bloc cicatriciel créé par le procédé de Bassini est meilleur que celui qui est créé par le procédé de Lucas Championnière ; j'ai pratiqué les deux procédés qui m'ont donné tous deux de très bons résultats ; d'autre part, j'ai vu des récidives, et je me souviens du cas d'un étudiant que j'ai opéré avec le plus grand soin par la méthode de Bassini, et cependant il y a eu récidive. Il faudrait des statistiques comparatives très minutieuses et très exactes. »

Dans notre ouvrage, nous avons l'intention de montrer que l'on a tort de vouloir comparer ces deux procédés pour établir la supériorité de l'un sur l'autre. Chacun d'eux a ses indications distinctes et un but thérapeutique bien spécial à remplir.

Il nous a semblé, d'après l'historique et d'après l'étude des statistiques, que les chirurgiens qui ont pratiqué indistinctement ces deux procédés et qui ont voulu établir une priorité en faveur de l'un ou de l'autre sont restés bien indécis.

On comprend facilement que les uns aient dénigré le procédé de Lucas Championnière lorsqu'ils ont cru, par la seule extirpation du sac, guérir la hernie de faiblesse. On comprend aussi l'enthousiasme des autres pour le procédé de Bassini, lorsqu'ils complétaient la cure radicale par la réfection de la paroi dans les cas où, seule, la suppression du canal péritonéo-vaginal aurait suffi, tant il est vrai « qu'une opération réussit d'autant mieux qu'elle est moins indiquée. »

La hernie inguinale, au point de vue étiologique et au

point de vue opératoire, comprend deux variétés bien
distinctes : 1° la hernie congénitale due à la perméabilité
plus ou moins complète du canal péritonéo-vaginal ; 2° la
hernie dite de faiblesse, due à l'insuffisance de résistance
de la paroi abdominale. La première est une maladie du
péritoine, la seconde une maladie de la paroi. Pour la
première, nous emploierons le procédé de Lucas Championnière ; pour la seconde, le procédé de Bassini.

Il est de toute évidence que, dans la première variété,
la cause de tout le mal se trouvant dans la persistance
anormale du canal péritonéo-vaginal dans lequel s'engage un des viscères abdominaux, il suffira, comme le
recommande M. le professeur agrégé Vallas, chirurgien
de l'Hôtel-Dieu, de supprimer ce conduit pour faire la
cure radicale de la hernie. Inutile par conséquent, dans
ce cas, de rechercher par des moyens plus ou moins com-
pliqués la consolidation de la paroi qui n'est pas en défaut. Chez l'enfant, le port d'un bandage durant quelques
années arrive assez fréquemment à guérir complètement
la hernie, non pas qu'il modifie en quelque façon l'ar-
chitecture de la paroi, mais parce que la pression
qu'exerce cet appareil supprimant d'une façon perma-
nente l'entrée de l'intestin dans le conduit péritonéo-vaginal, en détermine l'obturation.

Chez l'adulte, il faut extirper le sac herniaire formé
congénitalement.

Chez l'un comme chez l'autre, et c'est le point que nous
nous proposons de mettre en évidence par l'examen de
malades opérés, nous obtenons les meilleurs résultats
en nous adressant non pas à la paroi, mais uniquement
au péritoine.

Quelquefois, un certain nombre de malades, bien que porteurs d'une hernie inguinale congénitale, présentent un effondrement de leur paroi abdominale telle que ces hernies sortent du cadre de nos hernies congénitales pour rentrer dans celui des hernies par éventration.

Pour bien comprendre la transformation de ces hernies congénitales en hernie par éventration, nous nous permettons de rappeler quelques notions anatomiques. Le canal inguinal, que l'on ferait mieux d'appeler trajet inguinal, a une direction oblique de haut en bas et d'arrière en avant. Pour se former ce trajet, le cordon perfore les éléments de la paroi à des niveaux différents, de sorte que la superposition de chacun de ses plans obstrue complètement le canal inguinal. L'orifice interne se trouvant plus près du plan sagittal que l'orifice externe, la pression intra-abdominale a pour effet d'adosser la paroi postérieure du conduit à la paroi antérieure et d'une façon d'autant plus intime que la pression sera plus forte.

On comprend bien qu'une hernie s'engageant dans ce canal, grâce au sac préformé, puisse, sous l'influence des efforts, produire dans le sac herniaire une tension suffisante pour, à la longue, distendre ce trajet et transformer en véritable conduit ce conduit qui n'existait que virtuellement. Les orifices augmentent de diamètre et peuvent arriver à être même en présence l'un de l'autre. Il y a dans ce cas un trou dans la paroi. L'affection qui, primitivement, était une affection du péritoine seulement, est devenue maintenant une affection et du péritoine et de la paroi. Le procédé de Lucas Championnière ne remplirait plus l'indication thérapeutique. Il faudra, dans ce cas, avoir recours au procédé de Bassini, qui se propose de réparer les défauts de la paroi abdominale.

Nous voyons que les procédés de Lucas Championnière et de Bassini ont chacun leur indication bien spéciale. Toutes les hernies inguinales congénitales pures et qui sont de beaucoup plus nombreuses, devront être opérées par le procédé Lucas Championnière, les hernies par éventration devront être opérées par le procédé de Bassini.

L'observation XII nous montre bien que chacun de ces deux procédés a son indication spéciale. Il s'agit d'un cultivateur âgé de vingt et un ans qui se présente le 21 mai 1899, porteur d'une hernie inguinale double. Opéré une première fois en 1898 par le procédé de Bassini pour sa hernie gauche, il demande à être opéré une deuxième fois et de sa hernie droite et de sa hernie récidivée. A l'intervention, on constate qu'à gauche la paroi est parfaitement solide, parfaitement reconstituée, ce qui n'a pas empêché la récidive, mais on trouve le corps du délit qui avait échappé en 1898. Dans le cordon se trouve un sac de hernie congénital que M. Vallas extirpe. Actuellement, l'opéré est en excellente santé, « souhaitant, nous dit-il, que les opérations réussissent à tous aussi bien qu'à lui ».

Nous ne nous occuperons que des hernies inguinales congénitales pures, autrement dit de celles qui doivent être opérées par le procédé de Lucas Championnière. M. le professeur Vallas nous a chargé de rechercher les résultats éloignés des opérations qu'il a pratiquées par ce procédé. Nous le remercions de cette marque de confiance et nous le prions d'excuser notre incapacité à traiter comme il conviendrait un sujet aussi important de la chirurgie moderne.

Nous avons recherché les hernieux opérés pendant les années 1898, 1899, 1900 et 1901, les opérations de 1902 nous paraissant encore trop récentes pour que nous ayons le droit de faire entrer leurs résultats dans les statistiques que nous nous sommes proposés d'établir.

Nous avons recherché tous les opérés sans parti pris, au fur et à mesure qu'ils se présentaient dans les registres d'observation, nous attachant à édifier une statistique aussi sincère que possible.

Malgré tous nos soins, nous n'avons pu retrouver que 52 opérés, sur lesquels nous comptons 51 succès et 1 récidive.

Nous rapportons ensuite le compte rendu de l'autopsie d'un malade de M. Lucas Championnière mort plus tard de tuberculose pulmonaire dans le service de M. Delbet. Les traces de l'ancienne affection ont été très difficiles à trouver.

Traitant le procédé de Lucas Championnière, nous ferons de larges emprunts aux ouvrages de ce chirurgien. Nous citerons des pages entières de son *Traité des cures radicales de hernie* en exposant en même temps les modifications que M. le professeur Vallas apporte à ce procédé, sans cependant avoir la prétention de donner un procédé nouveau.

CHAPITRE PREMIER

ÉTIOLOGIE ET PATHOGÉNIE

La cause principale de la hernie est l'excès de pression à laquelle sont soumis les viscères abdominaux. Cette augmentation de pression est due soit à un effort nécessité pour soulever un fardeau, soit à un effort dans la toux, dans la miction ou la défécation. La pression intra-abdominale peut être augmentée encore par un choc, une chute sur la paroi abdominale. Nous voyons, en effet, que les individus qui accomplissent les travaux qui demandent le plus d'efforts musculaires sont plus sujets aux hernies que les autres. Malgaigne nous dit que le rapport des hernies chez l'homme et chez la femme est de 4 à 1 ; que l'on rencontre dans les classes laborieuses 1 hernieux sur 28, tandis que dans les classes aisées le rapport n'est plus que 1 sur 37 ou 38.

Nous ne croyons pas que la hernie soit la conséquence du déséquilibre entre la pression intra-abdominale et la résistance de la paroi, ou du moins nous croyons que cette interprétation pathogénique n'est que très rarement vraie.

Si la faiblesse de la paroi était la cause de la hernie inguinale, son siège le plus habituel serait au défaut de résistance. La forme la plus fréquente que nous devrions rencontrer serait la hernie directe de la fossette moyenne. La paroi à cet endroit est dépourvue de ses éléments les plus solides : aponévroses du grand oblique, muscles petit oblique et transverse. L'intestin, pour se hernier, n'a qu'à pousser au devant de lui le *fascia propria* et le *fascia transversalis*. Or, nous voyons qu'il n'en est pas ainsi en réalité et que la forme la plus fréquente des hernies inguinales est la forme oblique externe.

Hesselbach a signalé la hernie de la fossette moyenne. A. Cooper l'a étudiée après lui, mais la littérature chirurgicale ne compte que quelques rares cas de cette forme.

La cause de la hernie se trouve dans la persistance après la naissance de canaux qui normalement devraient être obturés, dans la présence d'infundibula qui sont des vestiges de ces canaux mal transformés. L'hérédité de la hernie 86 sur 316 (Malgaigne) serait due à cette malformation anatamique que les parents transmettraient à leurs descendants.

Chez l'homme, c'est du sixième au neuvième mois de la vie intra-utérine que les testicules descendent de la région lombaire dans le scrotum en poussant devant eux la séreuse péritonéale. A la naissance, les testicules doivent être fixés d'une façon normale et définitive. La séreuse qui les a accompagnés se différencie du péritoine en se fermant autour du testicule pour former la séreuse de cet organe, la vaginale. De son côté, le péritoine doit se fermer du côté de l'anneau externe du canal inguinal. Tout diverticulum doit disparaître. La cavité péritonéovaginale s'est donc divisée en deux : l'une la cavité péritonéale, l'autre la cavité vaginale. On trouve dans les éléments du cordon le ligament vaginal qui n'est qu'un vestige du canal péritonéo-vaginal disparu. Mais les choses ne se passent pas toujours ainsi. Quinze ou vingt jours après la naissance, on trouve que les deux canaux ne sont obstrués que dans les trois quarts des cas. Ce canal se ferme plus ou moins et de diverses manières. Chez certains sujets, il se ferme à la partie inférieure seulement, laissant dans le canal inguinal une cavité virtuelle dépendant de la cavité péritonéale et qui s'ouvrira sous le moindre effort; chez d'autres, il se fermera à sa partie supérieure, laissant alors dans le canal inguinal une cavité virtuelle dépendant de la cavité vaginale. Ce canal peut encore regresser presque complètement et s'étrangler en un ou plusieurs points du cordon, formant une ou plusieurs petites séreuses adventices qui pourront devenir le siège d'hydrocèles enkystées. Ramonède (1) a trouvé la persistance complète du canal péritonéo-vaginal 2 fois sur 215 cas. Plusieurs fois, M. le professeur Vallas a trouvé le canal persistant jusqu'au voisinage du testicule.

« Chez la femme (2), du quatrième au huitième mois de la vie intra-utérine, le péritoine se prolonge sur le ligament rond jusqu'à l'épine du pubis et forme le canal de Nuck qui traverse le canal inguinal. Ce canal s'oblitère du sixième au septième mois et n'existe ordinairement plus au moment de la naissance. La persistance du canal de Nuck n'est pourtant pas très rare. Cruveilhier nous apprend que, pendant son séjour comme médecin à l'hospice de la Salpêtrière, il l'a observé assez souvent chez

____

(1) Ramonède, *Le canal péritonéo-vaginal et la hernie péritonéo-vaginale étranglée chez l'adulte*, th. Paris, 1883.
(2) Testut, *Anat. hern.*, t. III, p. 575.

les femmes les plus avancées en âge et Zuckerkandl, sur des enfants d'un à douze ans l'a rencontré dans une proportion de 21 pour 100. Ayant examiné à ce sujet quatorze femmes âgées de vingt à soixante ans, j'ai constaté sur treize d'entre elles la disparition complète et bilatérale du canal de Nuck. Sur une seule, une femme âgée de vingt-six ans, le canal persistait à droite et à gauche, avec une pointe de hernie du côté droit. »

La persistance anormale du canal péritonéo-vaginal chez l'homme ou du canal de Nuck chez la femme, une fermeture incomplète de ces canaux, un infundibulum persistant, dernier vestige de ces formations embryologiques sont les causes de la hernie inguinale. Au moment d'une pression intra-abdominale un peu exagérée, les viscères qui se trouvont lo plus près de l'ouverture interne auront une issue toute naturelle pour échapper à l'action de la poussée. La hernie sera d'autant plus vite constituée que le diverticulum péritonéal sera plus grand.

CHAPITRE II

DISCUSSION DE LA VALEUR DU PROCÉDÉ
DE LUCAS-CHAMPIONNIÈRE

M. Lucas Championnière et M. Vallas, en extirpant le
sac herniaire, se proposent de détruire la cause de la
hernie inguinale :

« 1° Il faut, dit M. Lucas Championnière (1), modifier ou
détruire la séreuse, car la suppression de la surface glis-
sante supprime la tendance au glissement interstitiel ;

2° Il faut constituer, à la place du pertuis de la paroi,
de l'orifice ou du canal de la paroi abdominale, la cicatrice la plus résistante possible pour former la barrière
nécessaire à opposer aux viscères qui présentent une tendance à descendre et à forcer cette paroi abdominale ;

3° Si une action est possible sur le contenu du sac herniaire, il faut détacher ou détruire les parties non indis-
pensables qui sortent de l'abdomen, le fixent au dehors,
ou au voisinage de l'anneau ou seulement viennent battre
sa face supérieure (épiploon). »

Nous pensons avec M. Vallas que l'obturation du canal
vagino-péritonéal et la suppression de l'infundibulum

(1) *Cure radicale des hernies*, p. 65, 1892.

suffiront à atteindre le but que se propose M. Lucas Championnière.

Voici précisément les divers caractères de l'opération qui vont répondre à ces nécessités :

« 1° L'ouverture, puis l'ablation du sac faite le plus haut possible supprimeront le plan glissant. Pour que cette suppression soit complète, il faut que la séreuse située bien au-dessus du collet du sac soit enlevée avec lui et qu'elle soit close par une ligature solide, de telle sorte que tout cul-de-sac, tout infundibulum disparaisse et que, dans la région où était la hernie, on ne trouve plus qu'un plan lisse et continu avec le reste de la face profonde de la paroi. »

En jetant les yeux sur les deux schémas, schéma de la hernie et schéma de la paroi réparée, on voit d'un coup d'œil le but poursuivi par l'opération. La figure 1 montre la hernie dans ses parties essentielles, le sac ayant forcé la paroi. Dans la figure 2, la hernie est supprimée. Nous voyons dans la région au plan le plus élevé la fermeture de la séreuse D et, sur un autre point, la fermeture de la paroi musculo-aponévrotique $a\ b$; sur un autre point encore, la fermeture de la voie opératoire A B, par laquelle la réparation a été accomplie. Ces deux schémas mettent en lumière les circonstances essentielles de l'intervention.

« 3° Enfin le traitement des parties contenues dans le sac herniaire devra compléter le traitement de la hernie, toutes les fois qu'il sera possible. Or, la seule partie du contenu de la hernie qui soit habituellement modifiée, c'est l'épiploon. La chirurgie moderne nous donne la possibilité de la modifier, ligaturer et réduire à notre gré.

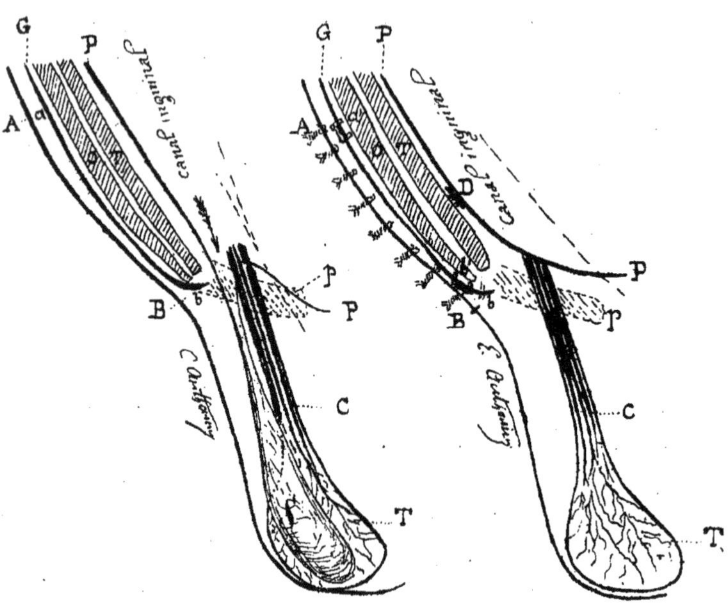

Fig. 1.

Fig. 2.

AB, incision de la paroi abdominale.

ab, incision de l'aponévrose du grand oblique.

S, sac herniaire.

AB, suture superficielle au fil métallique.

ab, points en U de Duplay sur l'aponévrose du grand oblique.

G, aponévrose du grand oblique.

O, muscle petit oblique.

T, muscle transverse.

P, péritoine.

C, cordon avec l'artère, les veines spermatiques et le canal déférent.

T, testicule.

Non seulement M. Lucas Championnière fait l'ablation
de la masse épiploïque contenue dans le sac, mais il
attire dans le sac tout ce qui peut y être attiré par des
efforts énergiques. Il supprime tout ce qu'il a attiré ainsi,
et la conséquence de cette action est de faire un vide fa-
vorable dans l'abdomen et d'éloigner de la région herniaire toute frange épiploïque restante. Le rôle que l'épiploon joue habituellement dans la récidive de la hernie
ne peut être joué et nous augmentons les chances pour
la persistance de la cure radicale. Il y a loin de là au
traitement timide que l'on fait d'ordinaire subir à l'épiploon, en réséquant la partie incluse dans le sac, et plus
loin encore de cette pratique à la conservation intention-
nelle du bouchon épiploïque qui n'est qu'une conservation d'une partie de hernie, suivie bientôt d'accidents et
de retour à la hernie. »

Sur ce point, M. Vallas ne partage pas la manière de
voir de Lucas Championnière. L'épiploon est un organe
utile, un organe qu'il faut conserver le plus possible.
Il faut le réséquer lorsqu'il est impossible de faire autrement, c'est-à-dire qu'on ne peut le faire rentrer dans
l'abdomen soit que la partie d'épiploon hernié est trop
considérable, soit que des adhérences le maintiennent
fixé au dehors de la cavité abdominale. Il est de toute
évidence qu'en agissant de la sorte, M. Vallas ne veut
pas se servir du bouchon épiploïque pour obturer l'orifice de la paroi, mais ce qu'il veut, c'est garder autant
que possible un organe qu'il croit utile et qui, une fois ré-
intégré, ne joue aucun rôle dans la récidive.

« Il y a encore une partie contenue dans la hernie qui
peut être traitée : c'est le testicule ou l'ovaire contenus

dans les hernies inguinales congénitales. Le traitement de ces organes doit être variable avec les circonstances, parce qu'il s'agit d'un organe qui peut être utile et qui doit être conservé toutes les fois, qu'il ne donne ni douleur ni chance de récidive de hernie.

« Si je considère, dit M. Lucas-Championnière, que ma méthode de cure radicale est supérieure à toutes celles que j'ai étudiées, c'est que je crois qu'aucune n'a pris le soin d'obéir à ces trois conditions fondamentales. Les uns font la destruction de la séreuse avec soin et négligent la cicatrice. Les autres forment la barrière sans avoir, au préalable, fait disparaître la pente séreuse. Aucun ne se préoccupe suffisamment de modifier les viscères de la hernie et de l'abdomen.

« Parmi tous les procédés connus, deux seulement me paraissent plus intéressants que les autres : ceux de Mac Even et de Bassini. Je ne crois pas beaucoup à l'efficacité du refoulement du sac qui constitue une sorte de bouchon de défense au voisinage de la région herniaire, comme le veut Mac Even ; mais, pour arriver à l'exécution de son procédé, il doit de toute nécessité porter sa dissection du sac très haut, jusque dans le ventre, et en cela il se rapproche de mon procédé. On est assuré alors qu'au moins, sa dissection étant portée très haut, la séreuse disparaît très haut, et la cicatrice due à la fusion des parties cruentées est large et étendue.

« De même, pour le procédé de Bassini, je n'admets pas beaucoup la reconstitution du canal inguinal qu'il pense faire autour du cordon. Mais, pour poursuivre ce but, il ouvre largement ce canal inguinal en avant et en arrière, et il porte très haut la dissection de la séreuse. Fatalement, il obtient donc un résultat analogue à celui que je recommande : une dissection de séreuse très élevée et la constitution d'une cicatrice très large. C'est la raison de ses succès.

« On conçoit que si je n'adopte pas les procédés de ces chirurgiens, c'est que je leur trouve aussi de sérieux défauts. Ma méthode, selon moi, a les mêmes avantages que les leurs et d'autres plus sérieux encore. »

CHAPITRE III

MANUEL OPÉRATOIRE

« L'aspect extérieur de la hernie inguinale est extrêmement variable. Sa consistance varie avec toutes les conditions au milieu desquelles intervient l'opération. Occu-
pant la région située immédiatement au-dessus de l'arcade crurale et descendant plus ou moins vers la racine
de la verge ou vers les bourses, la hernie inguinale a été
divisée en variétés, suivant les phases de son développe-
ment et suivant la déclivité du point où elle parvient.
On peut la trouver dans le canal inguinal, sortie du canal
ou ayant pénétré dans les bourses. Ces différents aspects
modifient sans doute quelque peu le mode de l'intervention, mais dans une limite fort restreinte. Il s'agit surtout
de variations dans les dimensions du champ de l'opération. En outre, il faut bien remarquer que la même hernie
se présente avec des aspects très différents, suivant que
le sac est un peu habité, qu'il est distendu, que la hernie
est réductible ou non réductible, ou suivant que le sac est
absolument vide. Cette dernière disposition est très com-
mune, étant données la position horizontale et l'anesthésie complète au milieu de laquelle la hernie doit être
opérée.

« En règle générale, on peut dire que, lorsque le sac est

plein, l'opération en est singulièrement facilitée. Si au moment de l'opération, les efforts de vomissements, la lutte du sujet pour l'anesthésie ont amené un peu de tension de la hernie, il faut bien se garder de faire aucune manœuvre pour la réduire.

« L'épreuve pour la recherche de l'irréductibilité de la hernie doit avoir été faite longtemps auparavant dans une autre séance, car cette réductibilité avait une véritable importance et il fallait nécessairement l'interroger. Il est bon, au contraire, d'avoir tenu le sujet debout, un peu avant l'opération, pour tendre son sac et de le faire coucher sans tenter de manœuvre de réduction.

« On remarquera que le volume de la tumeur que l'on a sous les yeux ne détermine pas fatalement un volume proportionnel du champ opératoire, comme il arrive pour les tumeurs que l'on extirpe. En effet, l'incision est une voie ouverte pour réduire ou pour extirper, par une sorte de morcellement, le contenu de la hernie. Le sac herniaire, même grand, se rétracte avec une grande facilité, et telle tumeur herniaire qui se présentait avec des apparences énormes, laisse une plaie d'étendue assez modérée. Il n'y avait donc aucune utilité à réduire la hernie d'avance, en vue d'avoir des surfaces moins larges à intéresser.

« Il faut noter encore que la région opératoire n'est pas celle que l'on pouvait prévoir avec une connaissance imparfaite de la nécessité de l'opération. Une seule région de la hernie doit servir d'objectif à l'opérateur : c'est la région qui avoisine le trajet herniaire intra-pariétal. C'est, en effet, dans cette région que devra être effectué le travail de destruction et de réparation. C'est là où il

faut avoir un champ opératoire largement découvert ;
c'est là où il faut pouvoir disséquer avec finesse, sans
destructions inutiles et sans déchirures brutales. La partie inférieure du sac, au contraire, peut être déplacée,
peut être attirée à soi sans inconvénient. On pourrait, à
la rigueur, presque la négliger sans nuire à un résultat
définitif, en ce qui concerne la hernie. Il est donc absolument inutile de faire sur les bourses de grandes incisions
qui n'ont d'autres résultats que de placer l'incision dans
de mauvaises conditions de protection, sans assurer à
l'opération le champ nécessaire. Aussi, la seule inspection de la cicatrice, après l'opération faite par certains
chirurgiens, permet d'affirmer que la cure radicale n'a
pas pu être faite dans de bonnes conditions.

« Cette cicatrice sur les bourses est celle que l'on observe le plus communément.

« Pour justifier cette incision trop basse, on peut dire
qu'il y a nécessité d'assurer l'écoulement des liquides et
qu'en plaçant ainsi la cicatrice juste en face de la région
du sac, ou même au-dessous d'elle, on est assuré d'avoir
une réparation plus régulière. Mais cela ne serait qu'un
prétexte injustifié pour quiconque sait la pratique de la
chirurgie antiseptique. Dans le cas d'une opération bien
aseptique, non seulement une plaie élevée permet d'assurer l'écoulement des liquides, mais, dans cette plaie
déjà élevée, on peut choisir, comme M. Lucas Championnière le fait, la partie supérieure, c'est-à-dire l'extrémité
la plus élevée de l'incision abdominale pour placer le
drain ; il n'a aucun exemple d'incident fâcheux qui en
soit résulté.

« L'incision pour découvrir la hernie sera donc une incision oblique, dirigée de haut en bas, suivant la direction du canal inguinal, le cordon servant de point de repère, ainsi que l'orifice externe du canal inguinal, car le placement de l'incision n'est pas toujours indiqué par la forme de la hernie, et il y a toujours avantage, quelle que soit la forme de la masse herniaire, à placer son incision de telle façon que, la région de la hernie étant vidée, l'incision reste en face du champ où seront appliquées les sutures de soutènement.

« Pour la hernie inguinale en général, l'incision doit porter sur le trajet du canal inguinal. Elle remonte beaucoup plus haut que son orifice externe, de façon à découvrir le haut du sac herniaire et le canal inguinal. Dans la plupart des cas, celui-ci devra être ouvert largement.

« Le canal inguinal doit être fendu à peu près dans toute sa hauteur, ce qui est d'autant plus facile que ce canal est, chez les hernieux, plus court que chez les autres sujets. Il est en quelque sorte étalé et se raccourcit en même temps qu'il s'élargit. Il suffit alors d'un coup de ciseaux pour le parcourir presque dans toute sa hauteur. En tous cas, son élargissement est tel qu'après renversement des lèvres de cette incision, il devient très facile d'atteindre la séreuse jusqu'à l'orifice interne et au delà.

« On pouvait craindre que cette fente de la paroi abdominale laissât une cicatrice facile à effondrer et, par conséquent, une chance de récidive. Les parties réparées de la paroi sont aussi solides que des parties intactes, quand leur réparation a été faite avec minutie, en rapprochant des points de suture, en serrant une grande épaisseur de tissus.

« Lorsque l'incision des parties superficielles faite assez

élevée pour vous conduire juste au-dessus de l'anneau inguinal externe, se prolonge assez haut pour découvrir tout le canal, on aperçoit bien les fibres arciformes qui joignent les deux piliers. Il semble assez simple de donner un coup de ciseaux sur la paroi antérieure en protégeant le cordon et le sac avec le doigt.

« Si l'on agit ainsi, les tissus cachés appartenant à la paroi fibro-musculaire, beaucoup plus rétractiles que les tissus périphériques, fuient, disparaissent en quelque sorte, et il deviendra difficile de savoir, à l'inspection de la plaie, jusqu'à quel point on est parvenu.

« En outre, lorsqu'il s'agira de reconstituer la paroi par une suture simple ou compliquée, la recherche de ces parties fibro-musculaires sera laborieuse ; l'affrontement exact ne se fera pas et la réparation de la paroi pourra être assez insuffisante pour que cette fente du canal reste, dans l'avenir, une cause d'affaiblissement de la paroi.

« Il faut repérer cette paroi musculaire avant de la couper, avec autant de soin que l'on repère la paroi du sac, mais avec beaucoup plus de précision et avec un instrument qui ne soit pas susceptible de déraper pendant le cours des manœuvres opératoires, quelque longues et quelque laborieuses qu'elles puissent être. »

M. Lucas Championnière se sert de pinces longues dont les mors sont légèrement cannelés et dont les extrémités sont terminées par des dents assez longues pour pénétrer solidement la paroi fibro-musculaire du canal inguinal.

« Deux de ces pinces sont introduites suivant l'axe du canal inguinal et comprennent toute l'épaisseur de cette paroi, au-devant du cordon, à peu près parallèlement,

les extrémités terminales des pinces ou griffes fixées bien
exactement à la même hauteur.

« Entre les deux pinces, toute l'épaisseur de la paroi est
coupée à coups de ciseaux et le canal est largement ouvert. Si on est amené à conduire plus haut l'incision du
canal et de la paroi abdominale, les pinces, qui ne bou-
gent pas de place, serviront à bien mesurer la hauteur
qu'il faut atteindre, les points qu'il ne faut pas dépasser.

« Cette incision de la paroi étant faite, la région occu-
pée par le sac herniaire est préparée. On a tout découvert.
On va donc rechercher le sac par dissection, puis le pré-
parer. Pour la recherche du sac dans le cordon ou sur la
partie latérale du cordon, toutes les incisions doivent être
faites parallèlement à l'axe du canal inguinal, de façon
à avoir moins de chance de blesser les organes impor-
tants : vaisseaux et canal déférents. Le sac trouvé, les incisions pour le dégager seront faites, au contraire, per-
pendiculairement au sac, prudemment et toujours en
voyant ce que l'on fait.

« La région où se trouve le sac sera pénétrée couche par
couche. Il est sage de ne jamais chercher à entrer d'em-
blée dans le sac. »

Tel est le mode opératoire que nous propose M. Lucas
Championnière. Nous y avons apporté quelques modifications.

Une fois les fibres arciformes coupées jusqu'au niveau
de l'infundibulum, même un peu plus haut, on arrive
sur les éléments du cordon. Il faut alors reconnaître le
sac, l'isoler des éléments du cordon, puis en faire la ligature et le réséquer. Quelquefois très difficile, quelquefois
au contraire très facile à reconnaître, suivant que la her-

nie contiént ou non un organe, qu'elle est volumineuse ou petite. La reconnaissance du sac est un des temps les plus délicats de la cure radicale. Il va sans dire que, lorsqu'on a affaire à une hernie volumineuse à l'intérieur de laquelle il est même possible de sentir et de diagnostiquer un organe, épiploon, intestin, testicule, trompe, ovaire, appendice, rein, la recherche ne présente pas grande difficulté ; il n'en est pas de même lorsqu'on a affaire à de petites hernies avec un sac mince, celluleux, descendant très peu, ne contenant pas d'organe, nous voulons parler enfin des pointes de hernie. Un des meilleurs signes qui nous permette d'affirmer la présence du sac, c'est la coloration blanche nacrée que l'on rencontre surtout chez les gens qui ont porté un bandage. Le sac étant le siège d'un travail de réaction contre l'agent compresseur s'épaissit en même temps qu'il prend cet aspect caractéristique. D'autres fois, le sac se gonflant au moment d'un effort du malade, sera facilement reconnaissable. Enfin, nombreux sont les cas où le chirurgien hésitant est obligé de rechercher un peu au hasard en incisant le tissu fibrocellulaire du cordon jusqu'à ce qu'il tombe dans une cavité qu'il reconnaîtra être une cavité sacculaire par ce fait qu'elle est lisse, polie, légèrement lubrifiée par un liquide péritonéal et qu'elle communique avec la cavité péritonéale.

Jusqu'à présent, nous avons suivi les conseils de M. Lucas Championnière, nous avons recherché le sac par de petites incisions parallèles à l'axe du cordon. Une fois le sac trouvé, nous proposons une méthode un peu différente. Nous posons tout instrument tranchant, ciseaux ou bistouri, pour ne nous servir que de nos doigts. Nous ne reprendrons les ciseaux que pour couper les fils et réséquer le sac.

Le sac reconnu, incisé, on place, pour la repérer, deux pinces sur l'ouverture que l'on vient de créer. Il s'agit maintenant d'isoler le sac. Nous n'employons pas à dessein le mot disséquer, qui semble venir naturellement à l'esprit. Nous préférons la pratique de M. Valas, qui clive le sac plutôt qu'il ne le dissèque. Voici comment il nous conseille d'opérer. On introduit l'index de la main gauche dans le sac, par l'ouverture précédemment repérée par le moyen des pinces. On en coiffe, comme d'un doigt de gant, l'extrémité de l'index, répondant au fond du sac. A ce moment, avec la main droite, en s'aidant ou non d'un tampon, on dégage le sac des éléments constitutifs du cordon, ce n'est qu'exceptionnellement que nous nous servirons du bistouri ou des ciseaux.

Nous avons, pour adopter cette méthode, plusieurs raisons. D'abord, la facilité plus grande que nous avons de dissocier le sac en entier. Et surtout, nous éviterons la production d'hématomes qui retardent la guérison et, souvent, compromettent le résultat. Nous savons, en effet, que le crémaster envoie quelques-unes de ses fibres sur le cordon. Les fibres, lorsqu'on les coupe au lieu de les cliver selon un plan, se rétractent et s'opposent à l'issue du sang hors des vaisseaux, puis secondairement se relâchent et permettent au sang de s'écouler, l'opération complètement terminée. Nous ne signalons pas non plus les blessures des éléments du cordon, qui sont toujours possibles lorsqu'on se sert d'instruments tranchants.

« Le sac, bien isolé du cordon, est détaché aussi haut que possible, le pédicule est formé, attiré, puis ligaturé, puis réséque, enfin le moignon est retourné dans le ventre. Il est encore refoulé avec le doigt, de façon à compléter le dégagement des adhérences. »

M. Vallas, comme nous l'avons vu plus haut, respecte le plus possible l'épiploon.

« Quant au mode suivant lequel la suture sera faite, il doit varier beaucoup suivant les cas. Au début, M. Lucas Championnière attachait moins d'importance aux sutures et les multipliait moins. Depuis plusieurs années, il a modifié son opinion à ce sujet. Sans faire de la suture une pratique primordiale, sans considérer la suture comme une pratique inévitable sans laquelle la cure radicale ne serait pas accomplie, il pense que, de sutures soignées, on peut tirer des perfectionnements très sensibles, une solidité de la paroi qui était irrégulière en les négligeant.

« Sur la région du canal inguinal, les sutures sont disposées d'après les modes suivants : les unes sont de simples sutures à points passé, ramassant tout ce qu'on peut ramasser des parties molles dans la région où le canal inguinal a été ouvert, et cela jusqu'au bas de la fissure artificielle et qui se combine avec la fissure naturelle de la hernie.

« Si la paroi abdominale est épaisse et résistante, il reprend souvent les deux chefs du point passé, pour les repasser à leur tour au-dessous du nœud du premier point. On double ainsi l'anneau de soutien d'un second anneau qui fait corps avec lui et donne au doigt la sensation d'une dureté remarquable, d'une sorte de corps étranger. Ces deux modes de sutures peuvent être placés à des distances diverses et se combiner de façon à faire une sorte de plan continu et dur.

« Dans le cas où la paroi est très relâchée, où le canal était fortement distendu ou adhérent à une sorte de paroi flottante, on aurait beau réunir avec soin les bords du canal, il resterait un espace creux assez vaste dans la région. M. Lucas Championnière se sert des sutures suivantes, qu'il pratique aujourd'hui presque constamment pour toutes les hernies inguinales. Il dispose les fils de façon à faire glisser l'une sur l'autre les deux lèvres de la fente du canal inguinal. Un ou plusieurs fils en U, piqués dans une des parois, vont repiquer l'autre paroi par dessous pour être rattachés ensuite au devant de cette paroi. Cette petite manœuvre assez simple, combinée avec quelques points passés sur le bord des lèvres de l'incision, donne une sorte de mur constitué par les deux lèvres du canal inguinal dont la paroi était mince. Mais elle est aujourd'hui doublée par cet artifice et la présence des fils se croisant en tous sens assure la permanence de cette disposition.

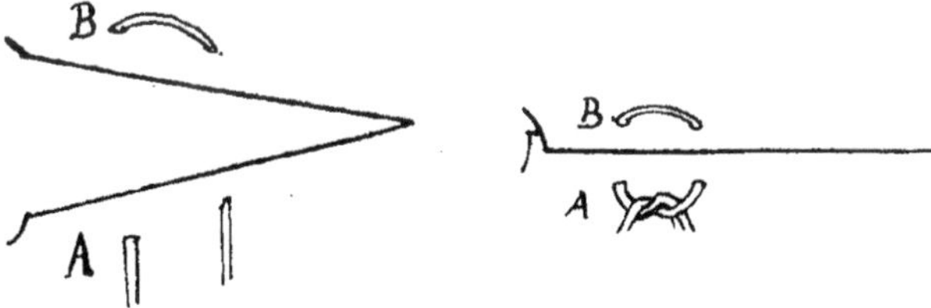

« Un fil en U est passé de A en B. Si les deux chefs du fil sont tirés ensemble, A glisse au-dessous de B, et nous avons, après traction du fil, les lambeaux superposés.

« Si nous lions alors les deux fils des points passés placés au-dessus et au-dessous du fil, nous assurerons la solidité et l'union de nos deux plans.

« Suivant la laxité de la paroi, l'étendue de la fente du canal inguinal et l'écartement entre les piliers, l'étendue des lambeaux nous permettra de placer un, deux ou trois fils en U et un nombre plus ou moins considérable de poins passés en dessus et en dessous des points en U.

« En agissant ainsi, on risque bien de serrer un peu le cordon, ou plutôt de le comprimer. Mais cela ne paraît avoir aucun inconvénient sérieux. Ce mode de fermeture du canal inguinal donne comme un centre solide sur lequel viennent s'appuyer les sutures faites pour compléter la défense de la paroi.

« Les sutures perdues, toujours au catgut, sont souvent au nombre de huit à dix. Il faut éviter les surjets, qui n'ont pas assez de solidité, pour les cas où l'on réunit des parties tiraillées ou difficiles à maintenir.

« Le chirurgien ne doit pas craindre, pour donner plus de force à la cicatrice, d'assurer par ces sutures la cohésion des plans musculo-fibreux avec les masses de tissu cellulaire plus ou moins graisseux qu'il pourra appliquer sur elles.

« L'ensemble des fils et des parois suturées doit donner une masse dure, un véritable cordon, que le doigt sent au fond de la plaie et, plus la résistance de ce cordon est parfaite, plus la solidité de la paroi doit être assurée.

« Les sutures placées dans cette région ne doivent pas être trop serrées, sans quoi elles coupent les tissus et entravent leur nutrition. »

M. Vallas ne croit pas à la nécessité de ces sutures plus ou moins recherchées, il ne croit pas à leur efficacité dans le succès de la cure radicale. L'indication principale a été remplie par l'extirpation du sac. Il faut simplement réparer la brèche que le chirurgien **a** faite pour opérer. L'aponévrose du grand oblique a été sectionnée, il faut rapprocher les deux lèvres de la plaie. Nous nous servirons des sutures en U de Duplay, que nous avons décrites plus haut. Nous en emploierons une ou plusieurs, suivant l'étendue de la plaie opératoire. La peau sera suturée ensuite au fil métallique. En un mot, nous chercherons à rétablir la paroi dans les mêmes conditions qu'avant l'opération.

M. le professeur Vallas suture la plaie sans mettre de drain.

Le danger opératoire est peu grand. M. Vallas, en effet, ne compte pas un accident à la suite de la cure radicale. M. Lucas Championnière compte 2 morts sur 275 opérés. L'un mort de congestion pulmonaire, mais qui paraît-il avait été opéré dans de mauvaises conditions, M. Lucas Championnière ayant pratiqué l'intervention dans le service de M. Guyon, où l'opération n'avait jamais été faite. L'autre mort des suites d'un étranglement interne post-opératoire par une bride fibreuse. M. Lucas Championnière, étant absent, n'a pu être averti à temps.

Les récidives, comme nous l'avons vu, sont l'exception.

Sur les 52 opérés que nous avons retrouvés, nous n'avons constaté qu'une récidive.

Nous devons ajouter que nos malades, après un séjour de courte durée à l'hôpital, quinze jours ou trois semaines, partaient complètement guéris. Le premier pansement est fait le quatrième ou cinquième jour après l'opération. C'est à ce moment qu'on enlève les fils. On voit s'il s'est formé un hématome, s'il y a suppuration. On pare alors à ces accidents, rares en vérité.

Les pansements sont renouvelés tous les trois ou quatre jours. La plaie se cicatrise rapidement et, si l'on garde les malades au lit, c'est pour éviter que le frottement des habits n'occasionne quelques petites lésions inflammatoires de la peau et viennent secondairement compromettre les résultats de notre opération.

Les malades sortent alors de l'hôpital. Ils sont rendus à leur vie ordinaire. Ils ne portent pas de bandage.

Telle est l'opération que nous recommandons pour la cure radicale de la hernie inguinale. Comme nous l'avons dit dans notre thèse, nous n'avons pas la prétention d'apporter un procédé nouveau pour le traitement de la hernie inguinale, ni même une modification importante à la thérapeutique chirurgicale jusqu'ici adoptée.

Les méthodes proposées sont nombreuses ; la plupart ne sont que des modifications des procédés de Lucas-Championnière et de Bassini. Ces deux seuls méritaient une étude attentive, parce qu'ils avaient pour point de départ une idée que leur suggérait une interprétation exacte des faits cliniques.

Nous avons voulu montrer que chacun de ces procédés avait son indication spéciale nettement définie, qu'aucune comparaison n'était à faire entre eux et que, pour juger de la valeur de ces deux procédés, il ne fallait les employer que dans les cas où ils avaient une indication précise. M. Vallas pratique les deux procédés, suivant qu'il a à opérer une hernie congénitale ou une hernie de faiblesse ou une hernie congénitale compliquée d'éventration, comme nous l'indiquons dans notre observation LII.

OBSERVATIONS

OBSERVATION I

154. — M..., François, dix-sept ans, journalier, entre le 14 mars 1898, porteur d'une hernie congénitale. Cure radicale. Sort guéri le 30 mars 1898.

Actuellement, il ne s'est jamais ressenti de son ancienne affection.

OBSERVATION II

189. — A..., François, quarante ans, vigneron, entre le 30 mars 1898, porteur d'une hernie épiploïque ancienne. — Kélotomie, on trouve un kyste épiploïque peu volumineux, plein de sang et deux sacs superposés. Cure radicale. Sort guéri le 12 avril 1898.

Est complètement guéri à l'heure actuelle.

OBSERVATION III

283. — D..., Marius, dix-huit ans, garçon boucher, entre le 11 mai 1898, porteur d'une hernie inguinale du côté gauche (congénitale), variété funiculaire. Cure radicale. Résection du sac au niveau de l'orifice interne. Pas de sutures de la paroi postérieure du canal. Le sac ne contient que de l'épiploon. Le malade sort guéri le 18 mai.

Actuellement, la guérison est complète, l'opéré est militaire.

OBSERVATION IV

428. — M..., Adolphe, quinze ans, garçon boulanger, entre le 15 juillet 1898, porteur d'une hernie inguinale congénitale gauche. Opéré le 19. Incision du sac qui, ouvert, montre la présence de franges épiploïques accompagnant une anse de gros intestin. Dissection du sac dont la partie inférieure est utilisée pour constituer la vaginale après avoir été isolée de la partie supérieure du conduit vagino-péritonéal. Testicule atrophié. La partie supérieure du sac est liée et réséquée. Réfection de la paroi antérieure du canal inguinal.

Le 29 juillet, le malade sort guéri.

Guérison complète actuellement.

OBSERVATION V

748. — G..., Joseph, vingt-trois ans, cultivateur, entre le 28 novembre 1898, porteur d'une hernie inguinale droite congénitale.

Il y a quatre ans, le malade s'aperçut de l'existence de sa hernie, et il n'y a que dix-huit mois que, s'apercevant du volume toujours croissant de la tumeur, il se mit à porter un bandage. Il ne sait ni à quelle époque, ni sous quelle influence sa hernie s'est produite.

1er décembre. Cure radicale. Résection du sac ; deux fils en anse (procédé de Duplay).

Le malade sort le dix-huit décembre, la paroi est solide, on peut faire faire des efforts au malade sans que la paroi abdominale cède.

L'opéré va très bien, il se livre à ses travaux sans fatigue, la hernie n'a pas reparu.

OBSERVATION VI

825. — V..., Justin, quarante et un ans, cocher, entre le 27 décembre 1898, porteur d'une hernie inguinale droite, datant de trois ans, consécutive à un effort. Facilement réductible. Anneau dilaté. Un peu de varicocèle.

Le 9 janvier 1899. Opération. Cure radicale. Un fil en anse.

Le 3 février 1899. Le malade sort guéri.

Actuellement guérison complète.

Année 1899

OBSERVATION VII

100. — G..., Marie, cinquante-deux ans, concierge, entre le 9 février 1899, porteuse d'une hernie inguinale droite, survenue il y a huit ans, à la suite d'un effort. D'abord bien contenue par un bandage jusqu'à il y a quinze mois, où la malade prend une grippe. La hernie augmente alors, le bandage devient insuffisant. Depuis longtemps déjà, certains aliments provoquaient de violentes coliques. Quelquefois, vomissements, pas de constipation.

Une fois, il y a six mois, vomissement fécaloïde. La hernie est irréductible, grosse, on sent à la partie inférieure des masses épiploïques.

11 février. Incision. On tombe sur une grosse masse épiploïque qu'on résèque. Résection du sac après ligature. Un fil profond.

Le 28 février. La malade sort guérie, la plaie complètement cicatrisée.

Actuellement guérison complète.

Observation VIII

149. — G..., Emile, dix-huit ans, tourneur, entre le 27 février 1899, porteur d'une hernie inguinale double, avec ectopie testiculaire inguinale.

Le 2 mars. Intervention. On trouve un canal vagino-péritonéal complet, sans traces de fermeture en aucun point. Le testicule petit, atrophié, est situé au niveau du trajet inguinal, la cavité vaginale est remplie par du liquide ascitique qui vient du péritoine et qui s'écoule en très grande abondance au moment de l'incision. Le cordon appliqué contre la face externe du canal est fortement variqueux.

Cure radicale. Séparation du cordon, fermeture du péritoine, reconstitution de la cavité vaginale. Un fil en anse.

Le 9 mars. Le malade part, la plaie complètement fermée.

Actuellement militaire, la hernie n'a pas reparu.

Observation IX

220. — C..., Ulrich, dix-sept ans, entre le 28 mars, porteur d'une hernie inguinale droite.

Le 30 mars. Cure radicale. Suture de l'aponévrose du grand oblique au catgut. Suture de la peau au fil métallique.

Le 7 avril. On enlève les fils.

Le 22 avril. La cicatrisation est complète. Le malade part.

Actuellement complètement guéri.

Observation X

288. G..., Antoine, soixante-sept ans, entre le 22 avril, porteur d'une hernie inguinale gauche étranglée.

Hernie inguinale datant de quarante ans, étranglée depuis vingt-quatre heures.

Le malade a vomi beaucoup. Pas de vomissement fécaloïde.

Le 23 avril. Opération. On trouve dans le sac une partie du côlon et de la vessie.

La hernie n'a pas reparu. Guérison complète.

OBSERVATION XI

292. — P..., Joseph, vingt-quatre ans, imprimeur, entre le 23 avril, porteur d'une hernie inguinale gauche qui a débuté à l'âge de trois ou quatre ans, à l'occasion d'un effort. Bien supportée et rentrant facilement jusqu'à ces derniers temps. Il y a quinze jours, impossibilité de la faire rentrer. Depuis, quelques douleurs locales, mais aucun symptôme d'étranglement. On constate, à l'heure actuelle, la présence d'un épiplocèle à l'anneau inguinal externe et un kyste dans le cordon. Dyagnostic. Hydrocèle enkystée du cordon, hernie inguinale congénitale non étranglée.

Opération. Incision de la peau. Aux premières manœuvres, la tumeur se réduit brusquement et file dans le ventre. On a trouvé l'épiploon adhérent à la paroi antérieure du sac et ayant formé une poche kystique continuant à descendre plus bas que son adhérence à la paroi antérieure. Le testicule et le cordon se trouvent en dehors du sac. ·

Le 7 mai. Le malade part complètement guéri, la plaie est cicatrisée et la paroi est solide.

Le 18 mai 1900. Le malade se plaint d'une légère douleur qui semble due à un petit varicocèle. La hernie ne s'est pas reproduite du tout, bien que le malade n'ait jamais porté de bandage. Il a repris son métier de typographe.

Actuellement guérison complète.

OBSERVATION XII

368. — M..., Arthur, vingt et un ans, cultivateur, entre le 21 mai, porteur d'une double hernie inguinale, une récidive à gauche et une pointe de hernie inguinale à droite.

Opération. A gauche, on trouve la paroi reconstituée suivant le procédé de *Bassini,* parfaitement solide. Il y a un sac de hernie congénitale dans le cordon qui, ayant échappé en 1898, a été la cause de la récidive. Cure radicale par le procédé de Lucas Championnière.

A droite, cure radicale par le même procédé.

Le 2 juin. Premier pansement du côté gauche. Suture par première intention, on enlève les fils.

Côté droit. Léger hématome superficiel.

Le 1ᵉʳ juillet. Le malade sort guéri.

Actuellement la hernie n'a pas reparu. Guérison complète.

OBSERVATION XIII

392. — B..., Henri, vingt-deux ans, menuisier, entre le 30 mai 1899, porteur d'une hernie inguinale congénitale droite. Variété testiculaire.

Le 8 juin. Cure radicale avec reconstitution de la paroi abdominale par le procédé de Lucas Championnière. Fil métallique en anse.

Actuellement guérison complète.

OBSERVATION XIV

461. — G..., Pierre, vingt et un ans, cultivateur, entre le 26 mai 1899, porteur d'une hernie inguinale congénitale droite.

Le 28 mai. Cure radicale par le procédé de Lucas Championnière.

Le 13 juin. Le malade part guéri.

Actuellement guérison complète.

OBSERVATION XV

498. — P..., Jean-Marie, vingt et un ans, cultivateur, en-

tre le 5 juillet 1899, porteur d'une hernie inguinale avec
epiplocèle enkysté de la vaginale.

Cure radicale. On trouve dans la cavité vaginale, un pa-
quet d'épiploon, lequel y penche par un orifice étroit, serré,
situé à sa partie supérieure. On doit débrider cet anneau
adventice pour libérer l'épiploon. On tombe alors dans le
canal vagino-péritonéal, on lie et on résèque l'épiploon.

Le sac vagino-péritonéal se sépare sans section, par simple dilacération des tissus de la tunique vaginale, de sorte
que l'anneau ne paraît pas être un des diaphragmes ordi-
naires du canal vagino-péritonéal, mais bien de formation
ultérieure.

On termine comme dans une hernie inguinale congénitale ordinaire par résection du sac, la reconstitution de la
vaginale et la suture de l'aponévrose.

Le 26 juillet. Le malade part guéri.

Actuellement guérison complète.

OBSERVATION XVI

658. — C..., Paul, seize ans, litier, entre le 11 septembre
1899, porteur d'une hernie inguinale congénitale gauche.

Apparue pour la première fois il y a six ou huit jours, à
la suite d'un effort brusque.

On constate un point de hernie qui, dans les efforts de la
toux vient buter le doigt introduit dans le canal vaginal.

Le 13 septembre. Cure radicale. Le canal vagino-péritonéal est enroulé autour du cordon, on parvient à l'en sépa-
rer. On résèque une portion du grand épiploon. Puis le sac
est lié et sectionné. Suture métallique en V de Duplay.

Le 29 septembre. Le malade part guéri.

Actuellement guérison complète.

OBSERVATION XVII

748. — C..., Alexandre, vingt-neuf ans, cultivateur, entre

le 16 octobre 1899, porteur d'une hernie inguinale congénitale droite. Variété funiculaire.

Date de l'âge de quinze ans. Elle descend jusque dans les
bourses.

Le 17 octobre. Cure radicale. Le canal vagino-péritonéal
est persistant jusque vers le testicule, mais ne se confond
pas, toutefois, avec la vaginale. Résection du sac. Réfection
de la paroi par les fils métalliques, sutures en U de Duplay.

Le 28 octobre. Réunion par première intention. Le malade part.

Actuellement guérison complète.

OBSERVATION XVIII

794. — V..., Benjamin, vingt ans et demi, cultivateur, entre le 3 novembre 1899, porteur d'une hernie inguinale.
Variété funiculaire. Elle date de six à sept ans.

Rentrée le matin, elle devient le soir grosse comme le
poing. .

Le 7 novembre. Opération. Cure radicale. Le canal vagino-péritonéal est très distendu.

La ligature du sac ne tient pas, les anses intestinales sortent avec l'appendice. On fait la ligature et la section de l'appendice ileo-cœcal, et on suture au catgut les bords du sac
péritonéal. Suture métallique de Duplay.

Le 19 novembre. La plaie est réunie par première intention. Le malade part guéri.

Actuellement la guérison est complète.

OBSERVATION XIV

795. — D..., Josué, trente-six ans, garçon d'hôtel, entre le
4 novembre 1899, porteur d'une hernie inguinale congénitale gauche. Variété funiculaire.

Le malade déclare que sa hernie fit sa première apparition vers l'âge de dix-huit mois.

Le 7 novembre, opération. Cure radicale. On lie le sac herniaire et on le sectionne.

Suture métallique de Duplay.

Le 19 novembre. Cicatrisation par première intention. Le malade part guéri.

Le 21 mai 1902. Le malade fait des travaux très pénibles, comme employé au Factage lyonnais. La hernie s'est reproduite au bout d'un an.

Actuellement la guérison est complète.

OBSERVATION XX

804. — N..., Charles, vingt et un ans, serrurier, entre le 9 novembre 1899, porteur d'une hernie inguinale droite.

Le malade déclare que sa hernie ne date que d'un mois et qu'elle est survenue à la suite d'un effort.

Le 14 novembre. Cure radicale. Le sac est extrêmement mince, et il est impossible de le retrouver au milieu des éléments du cordon. On remonte alors jusqu'à l'orifice interne du canal inguinal. Là, on trouve l'embouchure du canal que l'on peut ouvrir et suturer. Le trajet ne descend qu'à 3 ou 4 centimètres dans le cordon et ce canal est occupé seulement par du liquide.

L'orifice est encore trop petit pour donner passage à l'épiploon et à l'intestin.

Le 25 novembre. Réunion par première intention. Le malade part guéri.

Actuellement la guérison est complète.

OBSERVATION XXI

827. — M..., François, dix-neuf ans, mécanicien, entre le 20 novembre 1899, porteur d'une hernie inguinale droite.

Le malade déclare que sa hernie ne date que d'un an. Il ne porte pas de bandage. Cure radicale le 23 novembre.

Guérison.

Actuellement la guérison est complète.

Observation XXII

834. — E..., Henri, vingt et un ans, garçon coiffeur, entre le 25 novembre 1899, porteur d'une hernie inguino-interstitielle gauche avec ectopie testiculaire.

Le malade est atteint d'une ectopie testiculaire congénitale gauche. On sent nettement le testicule à la base des bourses. Cette affection primitive a entraîné un épiplocèle inguino-interstitiel dont il souffre de temps en temps.

Le 25 novembre. Opération. Cure radicale de la hernie. On enlève la portion de l'épiploon engagée dans le canal. On fait une ligature sur celui-ci et l'on ampute le testicule en ectopie. On ferme la vaginale.

Réunion par première intention.

Le 8 décembre. Le malade part guéri.

Actuellement guérison complète.

Observation XXIII

843. — B..., Claude, soixante-neuf ans, entre le 2 décembre 1899, porteur d'une hernie inguinale droite étranglée.

Il y a deux ans, à la suite d'un effort, apparition d'une hernie inguinale droite qui fut contenue assez facilement par un bandage. Il y a deux jours, elle sortit de nouveau et ne put rentrer. Le malade, pris de vomissements fécaloïdes est amené en voiture à l'Hôtel-Dieu. A son entrée, on constate dans la région inguinale droite, la présence d'une tumeur irréductible assez volumineuse qui, par sa matité, fait penser à un épiplocèle.

Le 2 décembre. Cure radicale. On ne trouve dans le sac étranglé que de l'intestin.

Persistance du hoquet pendant quarante-huit heures. Sutures au catgut.

Le 11 décembre. On enlève les fils superficiels.

Le 15 décembre. Le malade part guéri. Il n'a pas été à la selle depuis quatorze jours, mais il fait des vents.

Actuellement guérison complète. .

OBSERVATION XXIV

. 879. — F..., Elie, vingt-cinq ans, manœuvre, entre dans la salle Saint-Louis n° 37 le 18 décembre 1899, porteur d'une double hernie inguinale. Cure radicale.

Le 26 décembre. On enlève les fils, le malade va très bien. Réunion par première intention.

Il part le 7 janvier 1900.

Actuellement guérison complète.

Année 1900

OBSERVATION XXV

48. — B..., Céline, dix-neuf ans, apprêteuse, entre le 17 janvier 1900 , salle Saint-Paul, n° 19, porteuse d'une hernie inguinale droite, survenue il y a quatre ans, à la suite d'un effort, elle est de la grosseur d'une noix.

Depuis un an seulement, elle porte un bandage qui ne tient pas, la hernie sort facilement.

Elle vomit souvent. Ses digestions sont pénibles. Etat général bon.

Le 18 janvier. Opération. Cure radicale. Le sac est enroulé autour du ligament rond. On isole le sac. On le résèque après ligature.

Le 28 janvier. Réunion par première intention.

Le 7 février. La malade part complètement guéri.

Actuellement elle va très bien, elle s'est mariée peu de temps après son opération, elle a deux enfants, n'a jamais rien ressenti du côté de sa hernie. Elle ne porte pas de bandage.

Observation XXVI

67. — B..., peintre-plâtrier, entre le 24 janvier 1900, salle Saint-Louis, n° 63, porteur d'une hernie inguinale gauche congénitale.

A été opéré le 13 janvier 1900 pour hydrocèle de la vaginale gauche.

Il rentre de nouveau pour se faire opérer d'une hernie inguinale gauche congénitale.

Le 30 janvier. Opération. Laparotomie iliaque. Dans le sac qui est très profond, on ne trouve que de l'épiploon. Ligature et résection de l'épiploon. Cure radicale.

Le 14 février. On enlève les fils. Réunion par première intention.

Le 25 février. Le malade part guéri.

Actuellement guérison complète.

Observation XXVII

174. — L..., Ernest, quinze ans et demi, sans profession, entre le 15 mars 1900, salle Saint-Louis, n° 33, porteur d'une hernie inguinale droite congénitale.

Pas de douleurs. Etat général bon.

A l'examen, pointe de hernie droite très réductible.

Le 17 mars. Opération. Laparotomie iliaque droite. Ligature et résection du sac enroulé autour des éléments du cordon. Sutures en V. Sutures superficielles.

Réunion par première intention.

Le malade part guéri le 31 mars.

Actuellement guérison complète.

Observation XXVIII

175. — B..., Francisque, vingt-cinq ans, teinturier, entre le 16 mars 1900, salle Saint-Louis, n° 37, porteur d'une

hernie inguinale gauche congénitale. Elle date d'un mois et demi, à la suite d'un effort.

Hernie inguinale gauche, du volume d'un œuf de pigeon, très réductible, non douloureuse.

Etat général bon.

Le 16 mars. Laparotomie iliaque gauche. Résection après ligature d'épiploon qui s'engage dans le sac. Ligature et résection du sac. Suture en V. Sutures superficielles.

Le 31 mars. Réunion par première intention. Le malade sort.

Le malade revient quelques jours après, se plaignant de douleurs à la cicatrice. On n'observe rien d'anormal.

Actuellement il va très bien, n'a jamais porté de bandage.

Observation XXIX

192. — M..., Pierre, trente-sept ans, cultivateur, entre le 24 mars 1900, salle Saint-Louis, n° 61, porteur d'une hernie inguinale droite congénitale, datant d'une vingtaine d'années. Opérée une première fois, il y a sept ans, par M. Desfontaines, au Creusot. Au bout d'un mois réapparition d'une pointe herniaire, qui, depuis, n'a fait que se développer et qui constitue à l'heure actuelle, une grosse hernie funiculaire.

Le 26 mars. — Cure radicale. Au cours de cette opération, on trouve trace ni d'incision du grand oblique, ni disparition des fibres aréiformes. Résection d'une portion volumineuse d'épiplocèle. Ligature et résection du sac.

Réunion par première intention.

Le malade part guéri le 24 avril.

Actuellement guérison complète.

Observation XXX

216. — R..., François, vingt et un ans, mégissier, entre le 30 mars 1900, salle Saint-Louis, n° 39, porteur d'une hernie

inguinale gauche congénitale. Cette hernie, apparue à la suite d'un violent effort, est actuellement grosse comme un œuf. Il porte un bandage.

Bon état général.

Le 31 mars. Cure radicale. Ligature et résection d'un épiplocèle (adhérence de l'épiplocèle au fond du conduit péritonéo-vaginal. Ligature et résection du sac.

Le 10 avril. Le malade part en bon état.

Actuellement guérison complète.

OBSERVATION XXXI

628. — T..., vingt-sept ans, boulanger, entre le 12 septembre 1900, salle Saint-Louis, n° 60, porteur d'une hernie inguinale droite. Depuis deux ans, le malade s'est aperçu qu'il était porteur d'une hernie. Elle est parfaitement réductible, mais détermine cependant une certaine gêne. Etant donné la profession pénible que le malade exerce, il sollicite une cure radicale.

Le 14 septembre. Cure radicale. Le sac contient de l'intestin, un peu de graisse, mais pas d'épiploon. Ligature et résection du sac. Suture en V.

Actuellement le malade va très bien. Il ne porte pas de bandage et exerce sa profession sans fatigue. Une pointe de hernie se montre dans le canal inguinal gauche. Il viendra probablement se faire opérer de cette hernie du côté opposé.

OBSERVATION XXXII

788. — J..., Marius, dix-huit ans, cultivateur, entre le 20 novembre 1900, salle Saint-Louis, n° 48, porteur d'une hernie inguinale droite étranglée. Le malade n'a jamais eu de hernie avant cet accident. La hernie s'est produite à la suite d'un effort s'est étranglée immédiatement.

A l'examen, tumeur de couleur rougeâtre, de la grosseur d'un œuf, assez dure, non réductible, sonore à la percussion. Pas d'impulsion à la toux. On sent le collet dur à l'anneau inguinal externe.

La hernie descend jusqu'au voisinage du testicule, dont elle est séparée par une distance d'un demi-centimètre.

Douleurs vives, constipation, pas d'émission de gaz. Quelques vomissements sans caractères bien nets.

Le 20 novembre. Opération. Anse intestinale hyperhémiée, rougeâtre, sans points de gangrène ou de mortification des tissus. La longueur de l'anse est de 6 à 7 centimètres. Cure radicale.

Le 3 décembre. Le malade part guéri.

Actuellement guérison complète.

Observation XXXIII

831. — D..., Maurice vingt ans, voiturier, entre le 11 décembre 1900, salle Saint-Louis, n° 43, porteur d'une hernie inguinale double. Hernie gauche datant de trois ans.

Hernie droite, à la suite d'un effort fait en chargeant un tonneau.

Le 15 décembre. Cure radicale des deux hernies.

Le 4 janvier 1901. Le malade part guéri.

Actuellement guérison complète.

Année 1901

Observation XXXIV

6. — T..., Jean, dix-huit ans, bourrelier, entre le 2 janvier 1901, salle Saint-Louis, n° 66, porteur d'une hernie inguinale droite.

Début il y a un an et demi par une petite grosseur dans la bourse du côté droit. Le malade porte un bandage qui n'empêche pas la tumeur de grossir et, depuis six mois, elle a acquis le volume qu'elle a aujourd'hui. Elle gêne le malade pour marcher. S'accentue dans la station verticale. Au palper, on peut, par une pression modérée, faire rentrer la tumeur dans l'abdomen.

Opération le 5 janvier. Hernie vaginale testiculaire. Cure radicale.

Réunion par première intention.

Le 21 janvier. Le malade part guéri.

Actuellement guérison complète.

OBSERVATION XXXV

39. — P..., Victor, seize ans, manœuvre, entre le 14 janvier 1901, salle Saint-Louis, n° 42, porteur d'une hernie inguinale droite.

Débute il y a un mois, à la suite d'un violent effort.

Hernie inguinale droite funiculaire parfaitement réductible. Elle gêne plus le malade qu'elle ne le fait souffrir.

Le 17 janvier. Opération. Cure radicale. On trouve un sac fort étroit et ayant plusieurs rétrécissements.

Le 2 février. Le malade part guéri.

Actuellement guérison complète.

OBSERVATION XXXVI

56. — C..., Jean-Marie, dix-neuf ans, parquetier, entre le 21 janvier 1901, salle Saint-Louis, n° 66, porteur d'une hernie inguinale droite.

Le malade se plaint depuis deux ans d'une tumeur piriforme descendant dans le scrotum. Tumeur réductible et sonore à la percussion, le cordon est en dedans et en arrière.

Sensation de gêne et de pesanteur.

Le 22 janvier. Cure radicale.

Le 6 février 1901. Le malade part guéri, avec une solide cicatrice.

Actuellement guérison complète.

OBSERVATION XXXVII

157. — B..., Pierre, soixante ans, tisseur, entre le 28 février, salle Saint-Louis, n° 66, porteur d'une hernie inguinale congénitale testiculaire droite.

Débute il y a six ans, par une grosseur à l'aine dont le malade n'est pas incommodé.

Depuis dix-huit mois seulement, sa hernie est descendue dans la bourse droite formant une grosse tumeur, sonore à la percussion. Le testicule paraît distinct. Depuis six semaines, la situation s'est aggravée, les vomissements sont fréquents.

Depuis hier.soir les douleurs et les vomissements se sont accrus.

Sa hernie est étranglée depuis vingt-quatre heures.

Le 1er mars. Opération. Cure radicale.

Le 3 mars. Suppuration. Le malade ne peut tenir propre ses pansements (suppuration de la vaginale). Drainage de l'abcès de la vaginale.

Le 2 avril. Le malade sort totalement guéri.

Réunion par seconde intention.

Actuellement la hernie a récidivé.

OBSERVATION XXXVIII

177. — P..., Jules-Maxime, dix-huit ans, garçon d'hôtel, entre le 5 mars, salle Saint-Louis, n° 69, porteur d'une hernie inguinale droite étranglée.

Le 5 et le 6 mars. Le malade a eu des symptômes d'étranglement herniaire. Il entre avec une hernie inguinale droite étranglée, que l'interne de garde a pu réduire par le taxis.

Le 11 mars. Opération. Testicule à l'anneau, cordon court, sac friable nécessitant des points séparés. Points séparés également sur la paroi abdominale.

Le 17 mars. Le malade prend une grippe assez forte.

Le malade sort le 10 avril complètement guéri.

Actuellement, il a repris son ancien travail, il ne porte pas de bandage, il va bien.

OBSERVATION XXXIX

207. — B..., Maurice, vingt-deux ans, entre le 13 mars 1901, salle Saint-Louis, n° 42, porteur d'une hernie inguinale droite.

Le doigt introduit dans l'anneau perçoit, quand on fait tousser le malade, un choc produit probablement par le testicule, qui ne se trouve pas dans la bourse droite.

Le 18 mars. Cure radicale. On libère le testicule des brides péritonéales qui le retenaient et on le descend jusqu'à la racine de la bourse sans le fixer.

Il y a une formation d'abcès que l'on a drainé.

Le 27 avril. Le malade sort guéri.

Actuellement guérison complète.

OBSERVATION XL

295. — B..., Philibert, vingt-cinq ans, garçon boucher, entre le 12 avril 1901, salle Saint-Louis, n° 46, porteur d'une hernie inguinale droite congénitale.

Débute il y a huit ans, d'une manière insensible et sans grande gêne. Depuis quatre ans, le malade porte un bandage. La hernie est devenue gênante, mais non douloureuse.

La hernie est aisément réductible, bien maintenue, contenant de l'épiploon et située à l'orifice externe du canal inguinal.

Le 16 avril. Cure radicale. Le canal péritonéo-vaginal persiste, mais est cloisonné en son milieu par un diaphragme auquel adhère une bride épiploïque. On enlève les deux portions de ce sac.

Le malade part complètement guéri.

Actuellement guérison complète.

OBSERVATION XLI

359. — P..., Jean, trente-trois ans, garçon boulanger, entre le 8 mai 1901, salle Saint-Louis, n° 32, porteur d'une hernie inguinale droite qui a débuté il y a un an environ. Le malade a essayé de porter un bandage, mais il n'a pu le supporter.

Actuellement grosse hernie droite, tombant dans les bourses.

Le 18 mai. Cure radicale.

Le 25 mai. Il y a un peu d'infection superficielle. On fait sauter les sutures inférieures.

Le 28 mai. Le malade sort, la plaie est complètement cicatrisée.

Actuellement guérison complète.

OBSERVATION XLII

520. — C..., Claude, vingt-cinq ans, tisseur, entre le 27 juillet 1901, salle Saint-Louis, n° 45, porteur d'une hernie épiploïque gauche congénitale, variété testiculaire ayant débuté il y a cinq ans. A la suite d'un effort dans un vomissement elle est devenue irréductible. Pas de vomissements, selles normales. Ectopie inguinale testiculaire double.

Le 30 juillet. Opération. Le sac contient de l'épiploon qui est réséqué après avoir été ligaturé au catgut. Cure radicale. Libération des testicules.

Le 13 août. Le malade sort guéri.

Actuellement guérison complète.

Observation XLIII

610. — J..., Camille, dix-huit ans, cuisinier, entre le 31 avril 1901, salle Saint-Louis, n° 57, porteur d'une hernie inguinale droite, du volume du poing d'un enfant, de consistance dure.

Elle est douloureuse pendant la marche. Réductible. Le sujet est obèse.

Le 2 septembre. Opération. Incision de la paroi. La décortication du sac, sa séparation d'avec le cordon est faite avant de l'ouvrir.

Ouverture du sac. Il contient une masse volumineuse d'épiploon, que l'on réduit.

Cure radicale.

Le 14 septembre. Le malade part guéri.

Actuellement guérison complète.

Observation XLIV

649. — C..., Alfred, seize ans, entre le 17 septembre 1901, salle Saint-Louis, n° 39, porteur d'une hernie inguinale droite.

Opération. Persistance complète du conduit péritonéo-vaginal.

Cure radicale.

Le 30 septembre. Le malade part guéri.

Actuellement guérison complète.

Observation XLV

743. — A..., Joseph, cinquante-cinq ans, papetier, entre le 4 novembre 1901, salle Saint-Louis, n° 49, porteur d'une hernie inguinale droite qui a débuté il y a dix ans, à l'occasion d'un effort. Depuis un an, la tumeur a beaucoup augmenté et atteint maintenant le volume d'une tête d'enfant.

Le 7 novembre. Cure radicale.

Le 28 novembre. Le malade sort guéri.

Actuellement guérison complète.

OBSERVATION XLVI

759. — B..., Edouard, vingt-six ans, manœuvre, entre le 8 novembre 1901, salle Saint-Louis, n° 35, porteur d'une hernie inguinale gauche congénitale qui ne descend guère qu'au milieu du trajet inguinal.

Le 12 novembre. Cure radicale.

Le 30 novembre. Le malade part guéri.

Actuellement guérison complète.

OBSERVATION XLVII

766. — B..., Henri, trente-deux ans, négociant, entre le 13 novembre 1901, porteur d'une hernie inguino-scrotale congénitale, variété testiculaire.

Opéré le 13 novembre. Dans le sac, deux anses intestinales avec du sang. Taches ecchymotiques sur l'intestin et le mésentère. Cure radicale.

Sort guéri le 30 novembre.

Actuellement il est en excellente santé. Aucune trace de hernie.

OBSERVATION XLVIII

772. — C..., Jean-Marie, dix-neuf ans, parquetier, entre le 16 novembre, salle Saint-Louis, n° 31, porteur d'une hernie inguinale droite. Il avait déjà été opéré le 22 janvier de la même année, pour cette hernie par le procédé de Lucas Championnière (Obs. XXXVI).

Le 21 novembre. Cure radicale.

Le 12 décembre. Le malade part guéri.

Actuellement, militaire, ne s'est pas ressenti de son ancienne affection.

Observation XLIX

783. — G..., André, cultivateur entre le 2 novembre 1901, porteur d'une hernie inguinale droite qui a débuté il y a deux ans.

Le 26 novembre. Cure radicale.

Le malade prend un peu de température. Il y a un peu de suppuration. Pansements.

Le 18 novembre. Le malade part guéri.

Actuellement complètement guéri.

Observation L

800. — F..., Virginie, cultivatrice, entre le 20 novembre 1901, salle Saint-Paul, n° 18, porteuse d'une hernie inguinale gauche.

Le 28 novembre. Cure radicale.

Actuellement complètement guéri.

Observation LI

307. — C..., Joseph, vingt et un ans, valet de chambre, entre le 2 décembre 1901, porteur d'une hernie inguinale gauche irréductible survenue il y a trois mois, sans cause apparente. Le malade était au régiment. On lui propose une opération qu'il refuse de subir. Il est réformé.

Le 4 décembre 1901. Cure radicale.

Le 18 décembre. Part guéri.

Actuellement complètement guéri.

Observation LII

815. — C..., Pierre, soixante-deux ans, tisseur, entre le 4 décembre 1901, salle Saint-Louis, n° 62, porteur d'une hernie inguinale double.

La droite survenue brusquement en 1884, le malade étant assis et prenant un enfant sur les genoux.

La gauche, survenue en 1892, dans un effort pour descendre un métier.

La hernie droite, datant de longtemps, a plus ou moins effondré la paroi, est opérée par le procédé de Bassini.

La hernie gauche est opérée par le procédé de Lucas Championnière.

Le 15 décembre. On enlève le pansement, on ouvre une petite collection purulente due à un fil.

Le 11 janvier 1902. Le malade part complètement guéri.

Actuellement, il ne s'est jamais ressenti de son ancienne affection.

AUTOPSIE

Il s'agit d'un homme opéré à l'âge de trente ans, le 2 avril 1888, par M. Lucas Championière, d'une hernie inguinale gauche (n° 105 de la statistique publiée dans son *Traité des cures radicales de hernie*, 1892), mort en 1891 de tuberculose pulmonaire.

M. Delbet fait l'autopsie : Sur la paroi abdominale profonde, non seulement, on ne constatait aucun infundibulum, mais on ne retrouvait que difficilement la trace de l'opération, et cette trace n'était qu'une sorte de cicatrice peu prononcée et ne donnant aucune dépression.

Sur la paroi antérieure du canal inguinal, existait une petite érosion qui pouvait être rapportée à une insuffisance de réunion de l'aponévrose fendue. Mais ce petit défaut ne comportait pas d'affaiblissement de la paroi, puisque le sujet s'était toujours passé de bandage, n'avait accusé aucune tendance au retour de la hernie, et pendant la vie n'en avait constaté aucune.

Ce qu'il y a, en outre, de particulier, c'est que ce sujet étant devenu phtisique, sa paroi abdominale a dû pendant tout le cours de la maladie résister aux efforts de la toux, et cela, sans port de bandage aucun.

CONCLUSIONS

I. Toute hernie inguinale congénitale doit être opérée.

II. Quand la paroi musculo-aponévrotique est saine, le procédé de Lucas Championnière, même réduit à la seule extirpation du sac, sans sutures d'appui, est suffisant, pourvu que cette extirpation soit complète et pratiquée très haut.

III. Le port d'un bandage est inutile après l'opération.

IV. La statistique que nous publions de 52 cas, opérés depuis cinq ans d'après ces principes, avec une seule récidive, vient à l'appui de ces conclusions.

V. Lorsque, à la présence du sac, se joint de l'éventration de la paroi par effondrement, il y a lieu, mais alors seulement, d'employer un procédé qui permette de reconstituer cette paroi. Le procédé de Bassini répond à cette indication.

TABLE DES MATIÈRES

Lyon. — Imp. A. REY, 4, rue Gentil. — 33550

www.ingramcontent.com/pod-product-compliance
Ingram Content Group UK Ltd.
Pitfield, Milton Keynes, MK11 3LW, UK
UKHW020941120726
13693UKWH00004B/1463